Dᴿ J. MARTIN

DE LA FACULTÉ DE PARIS

DES RAPPORTS

DE

L'ÉPIDÉMIE DE SAINTE-GEMMES

(1897)

AVEC LA PSEUDO-PELLAGRE DE BILLOD

ET LE BÉRIBÉRI.

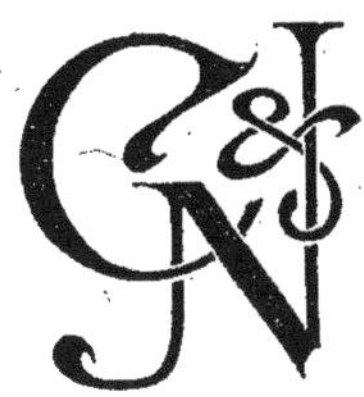

PARIS

GEORGES CARRÉ ET C. NAUD, ÉDITEURS

3, RUE RACINE, 3

1899

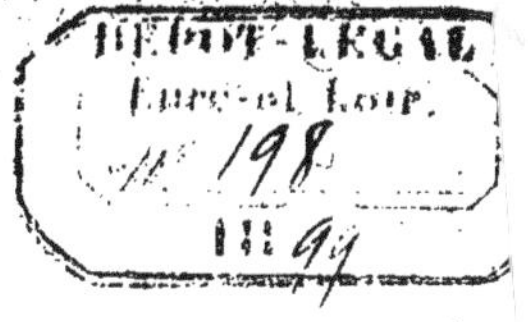

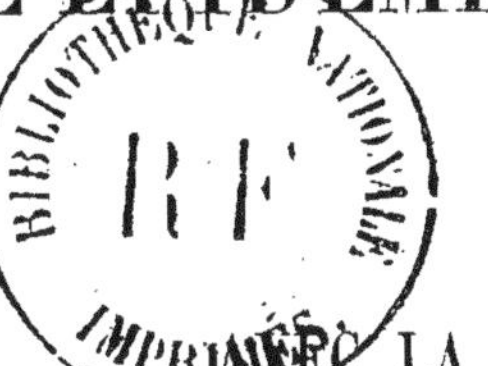

Dr J. MARTIN

DE LA FACULTÉ DE PARIS

DES RAPPORTS

DE

L'ÉPIDÉMIE DE SAINTE-GEMMES

(1897)

AVEC LA PSEUDO-PELLAGRE DE BILLOD

ET LE BÉRIBÉRI.

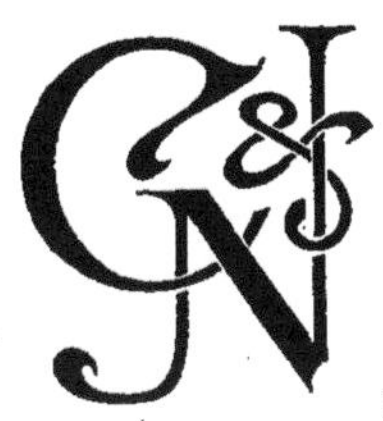

PARIS

GEORGES CARRÉ ET C. NAUD, ÉDITEURS

3, RUE RACINE, 3

—

1899

A MON PÈRE

A MA MÈRE

A MES FRÈRES ET SŒURS

A MES MAITRES

A MES AMIS

A MON PRÉSIDENT DE THÈSE

M. LE PROFESSEUR CHANTEMESSE

PROFESSEUR DE PATHOLOGIE EXPÉRIMENTALE ET COMPARÉE

A LA FACULTÉ DE PARIS

Témoignage de ma profonde et respectueuse reconnaissance.

AVANT-PROPOS

Dans le second semestre de 1897, pendant notre internat à l'Asile départemental des aliénés de Sainte-Gemmes-sur-Loire, il nous a été donné d'assister à l'invasion et au développement d'une épidémie qui a frappé plus d'un quart des aliénés.

Cette maladie, caractérisée au début par des érythèmes développés sur les parties du corps laissées à découvert, par de l'affaiblissement musculaire et des troubles digestifs, simulait la maladie que M. Billod, ancien médecin en chef, directeur du même asile, a étudiée de 1855 à 1870 sous le nom de *Pellagre des aliénés* d'abord, et de *Cachexie des aliénés* ensuite.

L'analogie parut telle lorsque l'épidémie débuta, que le premier diagnostic porté fut celui du pellagre, du pellagre des aliénés s'entend et non de celle de Lombardie et des Landes, la vraie, qui présente avec celle des aliénés des différences si tranchées.

Mais la marche des symptômes, l'apparition d'œdèmes, de paralysie avec atrophie musculaire firent tôt apercevoir que ce diagnostic était erroné, surtout si l'on s'en tient aux idées de M. Billod sur les symptômes caractéristiques de la pellagre des aliénés. Nous montrerons, d'autre part, que si on étudie avec soin les observations de M. Billod, il sera possible de déceler entre l' « endémie » de 1855 et l'épidémie de 1897 des ressemblances assez nombreuses.

D'ailleurs une délégation de la Société de médecine d'Angers, invitée par M. Petrucci, directeur-médecin en chef de l'établissement contaminé, à venir étudier l'épidémie, avait rejeté le diagnostic de pseudo-pellagre des aliénés et conclu à celui de polynévrites de nature probablement toxique.

Nous verrons plus loin, après avoir analysé les travaux de MM. Chantemesse et Ramond, à quel diagnostic il conviendra de s'arrêter.

Cette épidémie survenant dans l'hospice qui, en 1855, fut en quelque sorte le berceau d'une *variété de pellagre propre aux aliénés*, il nous a paru intéressant de rapprocher, de comparer, de mettre côte à côte la maladie récente dont le foyer n'est pas encore éteint, avec l'endémie de Billod ; non pas que nous les assimilions en tout l'une à l'autre, mais en raison du lieu où ont pris naissance ces deux maladies, de l'identité de leurs conditions étiologiques et des nombreux rapports qu'elles présentent dans leur symptomatologie.

Notre modeste travail comprendra donc un résumé succinct de la pseudo-pellagre de Billod, une étude plus étendue de l'épidémie de 1897. Enfin dans une troisième partie et en quelques pages seulement nous parlerons du béribéri paralytique qui offre avec la dernière maladie de Sainte-Gemmes une parenté très étroite.

PREMIÈRE PARTIE

PSEUDO-PELLAGRE DE BILLOD

HISTORIQUE

En 1853, M. le Dr Billod, médecin en chef, directeur de l'asile des Aliénés de Rennes, observait chez les malades de son service certaines altérations de la face et des mains. Il lui sembla reconnaître dans ces érythèmes la manifestation de la pellagre qu'il avait eu l'occasion, plusieurs années auparavant, d'étudier en Italie avec le Dr Calderini. Mais certaines considérations, et surtout son déplacement de Rennes pour le département de Maine-et-Loire, l'empêchèrent de livrer à la publicité le résultat de ses premières observations.

« Jusque-là, dit-il, l'existence de la pellagre s'était présentée à moi avec le caractère d'un fait spécial à l'asile de Rennes. » Mais lorsqu'il prit possession de ses fonctions à l'asile de Sainte-Gemmes, vers l'époque du « solstice de printemps », il ne fut pas peu étonné, ainsi qu'il le dit lui-même, « d'y retrouver des altérations semblables » et il pensa que l' « endémie de pellagre pourrait bien être plus répandue et s'étendre, par exemple, aux asiles d'une région ».

Comme on le voit, dès le principe, l'idée de pellagre naquit dans l'esprit de M. Billod, mais comme les conditions étiologiques admises jusqu'ici dans la pathogénie de la pellagre, c'est-à-dire l'usage dans l'alimentation du maïs avarié, ne se présentaient pas dans ces deux asiles, comme d'autre part le tableau clinique de la maladie observée par lui avait des différences considérables avec celui de la pellagre d'Italie et des Landes, il pensa que cette affection était une *variété* de pellagre particulière, un diminutif de pellagre « propre aux aliénés » et même consécutive et non antérieure à l'aliénation mentale. Celle-ci était le grand facteur étiologique de cette forme de pellagre. L'auteur va même plus loin et tend à contester l'existence de « l'entité pathologique connue sous le nom de pellagre ». Ce qui est quelque peu téméraire quand on s'apprête à présenter au monde savant la découverte d'une *variété* de pellagre.

Les recherches de M. Billod sur la *pellagre des aliénés* durèrent plus de 15 ans. Il en fit connaître les résultats dans une série de travaux qui commencèrent par une communication à l'Académie de médecine en 1855, qui se continuèrent par des publications dans les *Archives médico-psychologiques*, 1855, 1859, 1862 ; les *Archives générales de médecine*, 1858, une note à l'Académie des sciences en 1862, etc, et se terminèrent par son *Traité de la pellagre d'après des observations recueillies en Italie et en France*, 1865 (Réédité en 1870). Dans ce dernier livre il abandonne le titre de « Pellagre des aliénés » pour celui de « Cachexie des aliénés ».

Nous n'entreprendrons point de retracer la lutte qui

s'établit entre M. Billod et divers savants (notamment M. Landouzy, professeur à Reims, qui avait étudié une autre pseudo-pellagre, la *pellagre sporadique*, M. Roussel, auteur d'un très savant traité sur la pellagre, et un certain nombre de membres de l'Académie de médecine) qui contestèrent à bon droit l'identité de la *pellagre des aliénés* avec la pellagre italienne et landaise. Bien qu'il ait convoqué les médecins à venir étudier à Sainte-Gemmes l'identité de pellagre qu'il proclamait, bien qu'il ait proclamé qu'à Sainte-Gemmes « cette maladie avait suivi constamment la même marche que la pellagre des Landes et de Lombardie, y avait offert les mêmes terminaisons et présenté identiquement dans leur ensemble les mêmes symptômes et les mêmes caractères anatomiques », la victoire resta à ses adversaires : l'Académie des sciences lui donna tort en couronnant dans un concours (1865) qui avait pour sujet : *faire l'histoire de la pellagre*, l'œuvre savante de son détracteur M. Roussel, où toutes les théories de M. Billod étaient battues en brèche et réduites à néant.

A l'heure actuelle, personne n'admet plus aucun lien de parenté plus ou moins éloigné entre la pseudo-pellagre de Billod et la pellagre de Lombardie. La première d'ailleurs, comme la pellagre sporadique de Landouzy, a complètement disparu des asiles d'aliénés bien tenus (Cullerre) et elle n'est considérée que comme une maladie de misère. Les troubles cutanés, nerveux et digestifs ne sont que des manifestations d'une cachexie amenée par une déchéance spéciale observée chez beaucoup d'aliénés et par une alimentation laissant trop à désirer.

*
* *

Se bornant au début à l'étude de la pellagre des aliénés dans les asiles d'Angers et de Rennes, M. Billod étendit bientôt son enquête à presque tous les asiles de France. Dans beaucoup de ces établissements, les médecins découvrirent des malades atteints de l'affection signalée par le médecin de Sainte-Gemmes, si bien qu'étayée d'abord sur un petit nombre de cas, sa théorie fut appuyée à la fin par plus de 600 observations. Dans sa note à l'Académie des sciences, (1862) M. Billod présentait une statistique d'après laquelle « l'endémie pellagreuse de l'asile Sainte-Gemmes » se serait manifestée par 114 cas observés depuis 9 ans sur 1,979 aliénés ; le nombre des cas signalés dans les autres asiles atteignait le chiffre de 125 sur 1,500 aliénés. Au total 239 cas.

Sa statistique s'enrichit encore dans les années suivantes et, en 1870, elle ne s'élevait pas à moins de 632 cas.

Les symptômes prédominants décrits dans l'endémie de Sainte-Gemmes sont au nombre de trois : troubles *cutanés, digestifs* et *nerveux*, qui, pour M. Billod, « caractérisent l'entité pathologique connue sous le nom de *pellagre* si tant est que cette entité pathologique existe, ce que le Dr Verga se croit fondé à contester ».

M. Billod divise ses malades en trois séries :

« La première, formée de cas dans lesquels les symptômes ont été ou sont encore fortement accusés et que l'on peut considérer comme types. »

« La deuxième, formée des cas dans lesquels les symptômes sont moins nettement accusés. »

« La troisième, formée de cas douteux. »

Il va sans dire que nous nous occuperons surtout de la première série, des cas « fortement accusés ».

SYMPTOMATOLOGIE

Troubles cutanés. — Ils se montrent dans toutes les parties du corps laissées à découvert et exposées aux rayons solaires. On peut à volonté les empêcher de se produire si l'on a soin de soustraire ces parties à l'insolation. Ils se produisent au printemps pour disparaître lorsque vient la saison froide. Ils n'ont d'ailleurs rien de fixe dans leur apparition puisque certains malades, après une première atteinte, voient s'écouler plusieurs printemps sans troubles cutanés.

L'érythème résume à peu près tous ces troubles. Il siège aux mains, aux avant-bras, aux pieds, aux jambes, au sternum, à la face. Mais il affectionne certaines de ces parties; la peau du dos des mains est sa localisation de prédilection. Il ne se manifeste pas chez tous les malades avec la même intensité. Ici, il recouvre, mains, pieds, jambes, face, etc., là au contraire, il ne se traduit que par une éruption limitée à une main, à une joue, à certains doigts; « mais, dit M. Billod, pour quiconque a observé la pellagre, cette circonstance n'est pas de nature à faire rejeter les cas dans lesquels ces symptômes sont peu accusés ».

« Ses premières manifestations sont une *rougeur érythémateuse* d'une teinte plus ou moins vive, assez souvent scarlatineuse. » Cette teinte s'accroît, s'accompagne de chaleur et de gonflement. Le malade ressent de la cuisson et de la tension. Ces phénomènes subjectifs s'amendent avec la desquamation. Parfois cet érythème est érysipélateux et accompagné de phlyctènes qui en se desséchant laissent des croûtes noirâtres.

La desquamation suit de quelques jours l'apparition de la rougeur érythémateuse; elle s'annonce par un changement dans la couleur de l'épiderme qui devient plus foncé, se ternit, se ride, se gerce et s'exfolie.

Le derme, laissé à nu, est luisant et d'un rose vif; puis il pâlit et ne tarde à se revêtir d'un épiderme nouveau. Les malades ressentent une sensation de démangeaison au moment où l'épiderme se détache. Dans les cas où l'érythème est phlycténoïde, la desquamation se fait par plaques noirâtres qui laissent apparaître des érosions et même des ulcérations.

Telle est ordinairement la marche de l'érythème à sa première apparition. Dans quelques cas, il revêt l'aspect d'une couche de crasse et est dit érythème crasseux. Alors l'épiderme s'épaissit et s'exfolie, laissant à nu un derme lisse, un peu rosé au début, mais qui ne tarde pas à devenir mat. L'érythème crasseux se produit le plus souvent chez les aliénés qui sont entrés dans la période de cachexie.

Enfin, M. Billod a noté, dans certaines observations, sur le dos des mains une teinte bronzée analogue à la teinte bronzée de la maladie d'Addison.

L'érythème, d'ailleurs, n'est pas toujours aussi accentué; il se borne, ainsi que cela est noté dans près de la moitié des observations du médecin de Sainte-Gemmes à une rougeur qui se termine par résolution sans desquamation aucune.

D'autres fois M. Billod a observé des éruptions vésiculeuses, papuleuses, furonculeuses, ainsi que des dartres. Ces dernières siégeaient au visage.

Dans 2 cas, il a noté du *purpura général* et 2 fois aussi du *psoriasis diffusa*. Il a également constaté du pemphigus, des othématomes, de l'érysipèle, de l'ichthyose, etc.

Ces troubles cutanés ne sont pas d'ailleurs constants ; ils manquent souvent ; d'ordinaire, ils augmentent d'intensité avec la marche progressive de la maladie, mais ils font parfois défaut « même dans la période ultime de l'affection ».

Ainsi qu'on le verra plus loin, presque tous les patients de l'épidémie de 1897 à l'asile des aliénés de Sainte-Gemmes ont eu des troubles cutanés qui diffèrent peu de ceux que nous venons de décrire. Erythème rose, crasseux, bronzé, phlycténoïde, purpura, ecchymoses. On voit que si on s'en tenait à ces symptômes, la maladie nouvelle ressemblerait étrangement à la pellagre des aliénés.

Troubles digestifs. — « Le plus saillant est sans contredit la diarrhée. » Elle est intermittente dans la première phase de la maladie, cédant facilement aux traitements, mais à la dernière période, elle devient incoercible et colliquative. Les selles sont séreuses, quelquefois bilieuses et rarement sanguinolentes. Ainsi que nous le constaterons dans l'épidémie de 1897, la langue reste humide et nette ;

l'appétit reste bon et l'apyrexie est complète. La constipation et les vomissements sont assez rares ; mais ces derniers sont consignés un certain nombre de fois cependant.

Quelquefois, mais rarement, les malades ont une sensation de brûlure à l'épigastre, du ptyalisme et des stomatites.

Troubles nerveux, trophiques et circulatoires. — Obsédé par l'idée préconçue de trouver dans la maladie qu'il avait observée des points de similitude avec la pellagre, M. Billod ne donne à ces symptômes qu'une importance très relative. Dans sa description générale de la « Cachexie des Aliénés », il ne leur consacre que quelques lignes. Nous sommes obligé, pour nous renseigner sur ces symptômes, de nous reporter à ses observations, où d'ailleurs il ne les désigne que d'une façon très implicite.

Les troubles sensitifs semblent se borner à une anesthésie cutanée ordinairement partielle, ou plutôt, ainsi qu'il le dit, à une « analgésie cutanée ».

Les troubles moteurs sont pour M. Billod caractérisés surtout par un affaiblissement musculaire qui atteint de préférence les membres inférieurs. Quant à la paralysie, il n'en est que très rarement question. Et pourtant ne convient-il pas de voir de la paralysie chez ce malade qui au cours de son affection est devenu « infirme » ? Il va sans dire que la même remarque peut être appliquée aux patients chez lesquels on notait « une contracture invincible, ou plutôt le raccourcissement de tous les muscles fléchisseurs » et dont les membres inférieurs et supérieurs étaient dans un état « outré de flexion ».

Chez ces derniers, selon toute apparence, la paralysie des extenseurs était accompagnée d'atrophie. Ne devons-nous point en outre voir des atrophies musculaires dans les nombreuses autopsies où le médecin de Sainte-Gemmes signale un « amaigrissement extrême » ou une « émaciation considérable » du sujet, et où pourtant l'atrophie musculaire n'est pas signalée?

Des escarres au sacrum et aux trochanters, des « taches scorbutiques » aux mains et aux jambes sont les autres troubles trophiques décrits par M. Billod.

L'œdème des membres inférieurs surtout à la période terminale est le seul trouble circulatoire qui soit noté, à moins que nous ne mettions sur le compte de la maladie certaines affections cardiaques, avec oppression, signalées dans plusieurs observations.

A l'intensité près, les troubles nerveux, sensitifs et trophiques ont une certaine ressemblance avec ceux que nous remarquerons dans la récente épidémie de Sainte-Gemmes.

Outre la diarrhée, nous noterons, chez cette dernière, des vomissements et de la constipation ; les troubles sensitifs revêtiront un caractère plus aigu, et la paralysie ou mieux la parésie de la pellagre de Billod deviendra paralysie ascendante, débutant par les membres inférieurs, mais ne bornant pas là ses ravages, gagnant les membres supérieurs et se généralisant dans les cas intenses. Cette paralysie s'accompagnera toujours d'atrophie musculaire.

Marche de la maladie. — La pellagre des aliénés a une marche lente mais progressive. Les rémissions de plusieurs mois ou même de plusieurs années qu'on y observe ne font que masquer les progrès latents de la maladie. Celle-ci dure 1 an, et souvent 2, 3, 4 ou 5 ans et plus. Son dénouement est invariablement le même : la mort.

Avec des allures beaucoup plus effrayantes, avec une marche plus rapide et des symptômes plus tapageurs, la récente épidémie de Sainte-Gemmes est beaucoup moins meurtrière, puisqu'elle n'a tué que 20 à 25 pour 100 de ceux qu'elle a frappés.

Étiologie. — Lorsqu'il commença à décrire l'affection qu'il venait de découvrir dans les asiles de Rennes et d'Angers, M. Billod lui assigna comme cause à peu près unique l'aliénation mentale. Il est en effet d'expérience que la folie, surtout les formes dépressives, diminue dans une large proportion la vitalité des individus et leur résistance aux maladies; mais comme les seuls indigents étaient atteints de cette fameuse cachexie, à l'exclusion des pensionnaires payants, il imagina d'ajouter comme cause prédisposante la débilité, dans laquelle étaient tombés ces mêmes indigents dans leur famille, par suite du régime insuffisant qu'ils étaient obligés de suivre antérieurement à leur entrée à l'asile. M. Billod avoue bien qu'il n'a jamais été possible au sein de ces mêmes familles de trouver un cas de sa pellagre, mais c'est pour en tirer cette conclusion que l'aliénation mentale était la cause déterminante dans un organisme prédisposé. L'organisme étant en puissance de pellagre, la folie la faisait éclore. C'est ingénieux, mais ce n'est que ça.

Il aurait été beaucoup plus simple d'avouer que les budgets départementaux ne permettaient aux directeurs d'Asiles de donner aux indigents qu'une alimentation insuffisante, et de conclure avec M. Landouzy, l'adversaire de l'aliéniste de Sainte-Gemmes, que: « *La pellagre dans les Asiles d'Aliénés n'est qu'une question de budget.* »

Le pellagre de Billod frappait de préférence certaines formes de folies. Elle atteignait surtout les mélancoliques, les déments, les maniaques. Elle n'avait d'ailleurs aucune influence sur l'état mental contrairement à la vraie pellagre qui produit chez ceux qui en sont atteints une folie mélancolique, stupide, avec idée de suicide par submersion.

Traitement. — Pour être conséquent avec lui-même, M. Billod aurait dû donner comme traitement principal celui de la cause de la maladie, c'est-à-dire de l'aliénation mentale. Il n'en est point ainsi. Son traitement, à part quelques médications locales, se borne à un régime réparateur. Pas de médicaments, mais seulement une alimentation plus généreuse (vin, viande, etc.) C'est un aveu implicite.

Ainsi que nous le verrons dans le chapitre suivant, les causes et le traitement de l'épidémie de 1897 ne diffèrent pas beaucoup des causes et du traitement de la pellagre de Billod.

Anatomie pathologique. — Les lésions relevées par M. Billod n'ont qu'une importance très relative : « La seule lésion caractéristique qui ressorte de nos autopsies, écrit-il, est le ramollissement général ou partiel de la substance *blanche* de la moelle épinière. » Mais il ajoute que cette lésion n'a pas pour lui le caractère d'une lésion : principe, car elle manque trop souvent.

La muqueuse intestinale ne lui a montré qu'un peu de ramollissement et d'injection. Le foie, la rate sont quelquefois ramollis (les autopsies se faisaient 36 ou 48 heures après la mort) et hypertrophiés.

Notons encore des adhérences pleurales, de la congestion des poumons, de l'épanchement dans certaines séreuses.

M. Billod reste muet sur l'histologie pathologique.

*
* *

Le résumé qui précède montre combien l'endémie de Billod, ou la pseudo-pellagre des aliénés, ressemble à l'épidémie qui devait quelque 40 ans après frapper l'Asile de Sainte-Gemmes. On s'en rendra un compte encore plus exact lorsqu'on aura lu le chapitre suivant. Mais nous ne dissimulons pas que les différences sont aussi entre elles très nombreuses.

DEUXIÈME PARTIE

ÉPIDÉMIE DE SAINTE-GEMMES

HISTORIQUE

Au mois de mai 1897, la femme B..., une aliénée, mélancolique, se plaignit à nous de douleurs dans tout le corps : tête, cou, thorax, abdomen, etc. Comme elle ne présentait aucun symptôme apparent de maladie, elle fut laissée en observation pendant quelques jours dans sa division. Mais, d'autre part, comme ses plaintes ne variaient pas et qu'en raison de leur persistance, il n'y avait pas lieu d'incriminer la bizarrerie de son caractère, nous la fîmes passer à l'infirmerie.

Là se firent sentir sur cette pauvre patiente tous les symptômes de la terrible épidémie que nous avons l'intention de décrire : œdèmes, troubles sensitifs et moteurs, atrophie musculaire, marasme.

Pendant plusieurs mois, ce cas resta isolé. Mais en août les infirmeries des deux quartiers (hommes et femmes) furent envahies par des malades atteints d'œdème des membres inférieurs. La plupart du temps ces œdèmes cédaient au repos et au régime lacté exclusif. Les malades regagnaient alors leur division respective, mais ils étaient, au bout de quelques jours, repris des mêmes symptômes. Rien d'ailleurs du côté du cœur ou des reins n'expliquait cette infiltration des tissus : au cœur, point de souffles, seulement des bruits sourds à la pointe, des battements précipités et parfois arythmiques. Jamais, dans les nombreux examens d'urine que nous avons faits à ce moment-à, nous n'avons trouvé d'albumine.

1 Vers le 20 du même mois, devant le flot toujours croissant des malades qui nous étaient signalés ; nous eûmes l'idée, avec notre collègue et ami M. R. Malbois, de compter le nombre des aliénés dont les jambes étaient œdématiées. Pour le seul quartier des hommes. nous trouvâmes que le chiffre en était de 82. Il était un peu moins élevé dans le quartier des femmes. Force fut donc de créer des infirmeries supplémentaires. Deux salles de la 6e division chez les hommes et une salle des 4e et 5e divisions chez les femmes furent transformées en infirmeries.

Toutes les catégories d'aliénés payèrent leur tribut à l'épidémie. Il importe cependant de noter que l'affection atteignit de préférence certaines formes d'aliénation mentale : les mélancoliques, les déments ; ceux, en un mot, qui étaient atteints de débilité physiologique payèrent un plus large tribut au fléau. Disons cependant que les pensionnaires ou les assimilés pensionnaires, ceux qui avaient un régime alimentaire relativement fortifiant, restèrent complètement indemnes. Il en fut de même du personnel des employés de toute catégorie.

Certaines divisions étaient, en outre, plus éprouvées, celles précisément qui présentaient des conditions hygiéniques les moins favorables, soit en raison de leur situation, soit à cause de l'encombrement, soit enfin en raison de la nature des affections mentales des internés (gâteux, épileptiques). Les divisions les plus éprouvées furent, du côté des hommes, celle des agités (8ᵉ division), celle des demi-agités (3ᵉ division) et celle des gâteux et épileptiques (4ᵉ division). Du côté des femmes, la 8ᵉ division particulièrement encombrée et dont les locaux, situés au nord du bâtiment principal, sont plus que les autres privés d'air et surtout de lumière, et ensuite les divisions des agitées, des gâteuses et des épileptiques. La 8ᵉ division fournit à elle seule plus du tiers des malades.

Un grand nombre des épileptiques hommes furent frappés de mort subite au milieu de la période des œdèmes. On les trouvait le plus souvent morts dans leur lit. Plusieurs sont tombés foudroyés au moment où ils se promenaient dans la cour. Leur corps envahis d'avance par l'anasarque prenaient après leur mort des dimensions épouvantables. Ils devenaient violacés, hideux. Pour autopsier le crâne, il nous fallait sectionner des téguments d'aspect lardacé, d'une épaisseur de 4 ou 5 centimètres et infiltrés de sérosités qui s'écoulaient, abondantes, après la section.

Nous devons remarquer que chez les épileptiques femmes atteintes par l'épidémie, aucune ne mourut subitement, tandis que chez les hommes 7 ou 8 succombèrent de cette façon en moins d'un mois.

2 paralytiques généraux (1 homme et 1 femme) furent atteints et succombèrent en peu de temps (M. le Dʳ Ramond, préparateur de M. le Pʳ Chantemesse, fit l'autopsie de l'un d'eux).

Il nous est impossible de dire le nombre exact des aliénés qui furent atteints plus ou moins gravement par l'épidémie ; le chiffre de 200 n'est pas exagéré, sur une population totale de 900 internés environ. Les uns le furent grièvement, d'autres furent à peine effleurés. Dans la statistique de M. le Dr Petrucci, qui porte 155 malades, ne furent pas compris ceux qui en furent quittes pour des œdèmes de courte durée et purent regagner leur division sans retour offensif de la maladie. Comme dans toute épidémie, c'est à la période de début que la maladie fut la plus meurtrière. Sur 28 décès chez les hommes, 6 succombèrent en août (tous épileptiques), 8 en septembre, 4 en octobre et 2 en novembre. Les autres en 1898. Le nombre total des décès imputés à l'épidémie (nous ne parlons pas de ceux qui ont succombé à une maladie intercurrente) a été de 44.

La durée de la maladie fut, selon les idiosyncrasies individuelles ou l'état de débilité antérieur, plus ou moins longue. Tandis que certains épileptiques succombaient à la première période, d'autres atteignaient la période des paralysies et des atrophies musculaires. Il semblait que, pour eux, la période œdémateuse terminée, toute chance de mort subite avait disparu, et la maladie évoluait alors comme chez les autres aliénés, longue et douloureuse. La convalescence était languissante et arrêtée par des récidives fréquentes.

Au moment où nous écrivons, il reste encore dans le quartier des hommes une douzaine de malades chez lesquels se font sentir les principaux symptômes de l'épidémie : œdèmes, amaigrissement, paralysie des extenseurs.

Ces symptômes sont d'ailleurs très amoindris. Les œdèmes cèdent au repos et au régime lacté. Les troubles moteurs s'améliorent graduellement.

DESCRIPTION

Il est excessivement rare en pathologie qu'une division convienne à tous les cas. La nôtre n'échappe pas à ce reproche. Cependant pour la facilité de la description, nous diviserons la maladie en trois périodes : la première est caractérisée par des troubles circulatoires et digestifs. Ici les œdèmes, les vomissements et la diarrhée sont les symptômes dominants. Il n'est pas à dire que les troubles nerveux soient totalement absents ni que les troubles circulatoires et digestifs disparaissent, cette période terminée ; non, mais ces derniers s'amendent à la deuxième période et les autres ne font que se dessiner à la première.

La deuxième période est caractérisée par des troubles sensitivo-moteurs, accompagnés d'atrophie musculaire, d'amaigrissement.

La troisième période est la période de marasme ; aucun malade (sauf les épileptiques morts subitement) n'a succombé au cours des deux premières périodes.

PREMIÈRE PÉRIODE

Prodromes. — Certains symptômes prémonitoires ont été observés chez plusieurs sujets : fatigue musculaire, courbature générale, sensation de froid. Mais en raison du milieu dans lequel a sévi la maladie, il est difficile de savoir si les malades ont éprouvé d'autres prodromes.

L'œdème, partiel ou généralisé, est le symptôme primitif et le plus saillant de la première période. Il débute invariablement par les malléoles et les jambes. Fugace chez les uns et cédant facilement au régime lacté et au repos au lit, il s'établit chez d'autres d'une façon définitive. Il se cantonne chez quelques malades aux jambes, mais chez un plus grand nombre il se généralise, gagne les cuisses, le scrotum, la verge, l'abdomen, le thorax, le cou, la tête. Parfois il est plus accentué dans une moitié du corps. Il s'accumule aux parties déclives et change avec le décubitus. Il est ferme et conserve peu de temps l'impression digitale. Chez une femme il avait une telle consistance à la région des lombes qu'il donnait au doigt la fermeté de la chair refroidie.

On trouve des épanchements dans les séreuses : ascite, hydrothorax, hydropéricarde. La quantité de liquide est plus ou moins abondante.

Cet anasarque a pour effet de gêner considérablement la respiration, non seulement parce que le thorax est gêné dans ses mouvements de dilatation, mais parce que l'œdème pulmonaire est fréquent et alors la dyspnée est comparable à celle des asystoliques.

A l'auscultation, les battements du cœur sont précipités, souvent arythmiques. Les bruits sont sourds, presque soufflants ; cependant ces souffles, à peine esquissés, n'expliquent point cet envahissement des tissus par les sérosités. Le pouls bat 80, 100, 150 fois à la minute. Chez une malade, il a même atteint 184.

La température ne concorde nullement avec cette accélération des mouvements cardiaques. Rarement il dépasse le niveau physiologique. Chez 2 ou 3 malades cependant nous avons remarqué des poussées fébriles de 38° et 38°,5. Encore chez l'un d'eux l'élévation du thermomètre était-elle expliquée par des lésions tuberculeuses antérieures.

Les troubles nerveux font leur apparition dès cette période ; mais ils sont surtout d'ordre sensitif : fourmillements dans les pieds, les mollets, douleurs en ceinture, sensation d'écrasement de la poitrine, douleurs gastriques comparables aux douleurs gastriques de l'ataxie, mais moins violentes.

La motricité est encore peu atteinte et ses troubles ne se manifestent que par une diminution peu sensible de la force musculaire. La marche est facile, bien que rendue plus pénible par l'anasarque.

Chez la moitié des malades nous avons noté des vomissements ou de la diarrhée, chez quelques-uns (ils sont rares) de la constipation, chez les autres aucun trouble digestif ; les vomissements étaient bilieux ou alimentaires. Ils cédaient facilement au régime lacté et à l'eau de Vichy. L'appétit n'était pas d'ailleurs diminué.

Les urines, peu abondantes, n'ont pas une seule fois, à cette époque, décelé la présence de l'albumine.

Les parties découvertes : face, main, avant-bras, avaient une teinte bronzée. Aux mains l'épiderme était plus foncé, plus rugueux, et parfois atteint de desquamation furfuracée laissant à nu une peau lisse et rouge. Nous avons même remarqué sur un malade (qui a succombé) cette teinte bronzée au niveau du manubrium sternal. Elle formait un triangle à sommet inférieur.

Beaucoup de malades guérirent sans atteindre la deuxième période. Chez eux l'œdème n'avait été que partiel et tous les symptômes décrits ci-dessus n'avaient été qu'ébauchés.

Combien de temps dure cette période d'œdème ? Peu de jours chez les uns, mais chez ceux qui doivent subir la maladie dans toute sa malignité, elle persiste 15 jours, 1 mois, voire dans un cas près de 2 mois.

DEUXIÈME PÉRIODE

Ainsi que nous l'avons dit déjà, les troubles sensitivo-moteurs et les atrophies musculaires sont les symptômes dominants de cette deuxième période. Une émaciation extraordinaire fait suite aux œdèmes de la période précédente. Les bras et les jambes s'effilent en raison de l'amaigrissement et de l'atrophie musculaire.

Les troubles moteurs se traduisent chez un grand nombre par l'impossibilité de la marche et même de la station debout. Si on veut les faire lever, ils mettent un temps considérable à *extraire* leurs jambes du lit et quand on veut les mettre sur leurs pieds, ils s'affaissent comme des squelettes articulés. Les réflexes tendineux sont entièrement abolis. Le pied est fléchi sur la jambe ; les poignets et les doigts sont également fléchis. Les mouvements d'extension sont impossibles. Les bras tombent ballants ; la pointe des pieds est tournée en dedans et ceux-ci sont dans la position du varus ; si on imprime des secousses aux avant-bras et aux jambes, pieds et mains sont agités de mouvements de polichinelle. Au lit, certains malades ont les jambes et les avant-bras dans la flexion à angle droit. Si on essaie de les redresser, on essuie une résistance qui ferait croire que les fléchisseurs sont contracturés. Il suffit de cesser l'effort pour voir les membres se mettre en extension et sentir aux muscles fléchisseurs la consistance des muscles au repos.

Chez ceux qui en sont encore capables, la marche revêt les caractères suivants : Le malade est penché en avant ; il lance le pied, qui glisse sur le parquet, et parfois va choquer l'autre. Lorsque le pied se pose à terre, il touche sur le bord externe, et le malade fait un mouvement d'adduction pour le faire reposer sur la plante. Les masses musculaires du mollet, des cuisses et des avant-bras sont flasques et ballottantes. Lorsqu'on les palpe, le malade y ressent des douleurs très vives et pousse des cris.

L'atrophie musculaire est considérable et se traduit par une diminution dans la force dynamométrique. Celle-ci tombe à 7 ou 8 et même à o pour les 2 mains chez un malade qui a guéri. La réapparition ou l'augmentation de cette force dynamométrique est un symptôme du meilleur pronostic.

Les membres supérieurs sont atteints plus tardivement que les membres inférieurs : la paralysie et l'atrophie musculaire y sont moins complètes.

Il était intéressant de savoir comment les muscles réagiraient en présence des courants électriques. Bien que nos expériences soient très incomplètes, nous devons en

rapporter quelques-unes. Elles furent faites par le Dr Cou-
lon, médecin-adjoint, auquel nous servions d'aide.

D... — Le long supinateur se contracte facilement,
les extenseurs et les radiaux ne se contractent que sous
l'action d'un courant intense, ces derniers seulement à la
rupture. Contractilité diminuée dans les fléchisseurs et
les palmaires.

Femme C... — Aux jambes aucune réaction, aux
avant-bras contractilité absente aux extenseurs et aux
radiaux, conservée au long supinateur, aux palmaires et
au fléchisseur superficiel.

Fille G... — Les muscles restent inertes aux jambes.
Aux avant-bras la réaction se fait sentir mais sous l'influence d'un courant très fort. Le moindre courant fait
contracter le supinateur, l'anconé et les muscles du bras.

La sensibilité est accrue sur toutes les parties du corps.

Chez un sujet, cependant, nous avons trouvé la sensibilité cutanée très émoussée ; le réflexe plantaire était
chez lui très diminué tandis qu'il est exagéré chez la plupart. Le malade ressentait dans les pieds, les mollets, les
genoux, des picotements, des fourmillements. Il suffisait
à un autre malade de se frotter légèrement les cuisses pour
y éprouver aussitôt des fourmillements.

Les troubles digestifs de la période précédente sont
disparus ou très amendés : plus de vomissements, plus
de diarrhée, seulement de la constipation chez le plus
grand nombre, indiquant une certaine parésie intestinale.
Un malade avait une constipation telle que malgré les
laxatifs, il était contraint, pour pouvoir aller à la garde-
robe, de s'introduire les doigts dans le rectum.

L'appétit était bon et certains malades trouvaient même leur régime insuffisant en quantité.

L'examen des urines a décelé à cette période chez une dizaine de malades la présence de traces d'albumine.

Un malade a été atteint de paralysie vésicale avec rétention d'urine. L'usage de la sonde a été nécessaire pendant plus d'un mois.

M. le Dr Motais, d'Angers, a fait l'examen ophtalmoscopique qui a été à peu près négatif. Notons cependant l'œdême de la rétine chez un malade et la papille blanche chez deux autres. Malgré cet examen, des troubles oculaires ont été notés chez trois femmes. L'une d'elles a été atteinte d'amaurose un mois avant sa mort. Les deux autres, qui ont survécu et chez lesquelles la cécité n'a jamais été complète, ont eu, à mesure que la maladie rétrocédait, une certaine amélioration de la vision ; mais celle-ci n'a cependant jamais recouvré son acuité antérieure.

Des arthropathies ont été observées dans 5 ou 6 cas, elles siégeaient aux genoux et elles simulaient le rhumatisme articulaire aigu. Elles étaient aussi douloureuses que lui et accompagnées de gonflement et d'épanchement intra-articulaire. — Notons chez un malade un abcès phlegmoneux à la face interne du genou.

Quelques troubles ont été observés dans l'innervation vaso-motrice. Plusieurs malades qui, dans le décubitus dorsal, avaient la peau des jambes et des cuisses de couleur normale, voyaient, lorsqu'ils étaient debout, leurs membres inférieurs rougir et devenir écarlates. Ce phénomène diminuait d'intensité à mesure que l'amélioration se faisait sentir et que le malade récupérait ses forces.

Il est bon de noter 6 attaques épileptiformes survenues chez un idiot, non épileptique. Son état, à la suite de ces crises, s'est amélioré pour quelques jours, mais n'a pas tardé à empirer. A quoi étaient dues ces attaques ? Nous laissons la question sans réponse.

La période dont nous venons d'analyser les symptômes dure plus ou moins longtemps selon la gravité de l'atteinte ; mais sa durée n'est pas en général inférieure à 2 mois. Dans les cas heureux, la force musculaire reparaît peu à peu, la paralysie et l'amaigrissement diminuent ; l'hyperesthésie cutanée et les douleurs musculaires sont moins vives ; les mouvements d'extension sont partiellement possibles ; les mouvements de polichinelle disparaissent (Le premier symptôme de l'amélioration d'un malade, qui fut pendant de longs mois cloué sur son lit, fut l'extension de l'index et du petit doigt, alors que les autres doigts restaient dans la flexion ; ce phénomène est sans doute attribuable aux extenseurs propres moins attaqués par l'atrophie que l'extenseur commun). Les malades peuvent se lever seuls pour satisfaire aux nécessités de la nature ; ils commencent à faire le tour de leur lit en s'y cramponnant, puis ils se hasardent à traverser la salle, marchant en titubant comme des hommes ivres.

D'autres, c'est d'ailleurs le plus petit nombre, s'acheminent vers la 3e période.

TROISIÈME PÉRIODE

Commencée par les membres inférieurs, la paralysie continue sa marche envahissante. Après avoir atteint les membres supérieurs elle frappe les muscles de la respiration et les malades succombent au milieu de phénomènes bulbaires. Le pauvre patient, dans le décubitus dorsal, ne peut remuer ni bras ni jambes. La dyspnée est intense ; le diaphragme est paralysé, ce que démontre, à chaque inspiration, une dépression profonde du creux épigastrique.

Les mouvements de déglutition deviennent difficiles, et les mucosités obstruent les bronches. Le hoquet apparaît, disparaît pendant quelques jours, pour réapparaître à nouveau. La fièvre qui, jusqu'ici, avait été un symptôme fugace et de peu d'intensité, s'installe d'une façon définitive. Le thermomètre atteint 39°, 39°,5 et même dépasse 40°. Le pouls est petit et fréquent (140 pulsations à la minute). Le malade tombe dans le coma et l'agonie commence. Celle-ci est longue et pénible. Les extrémités se refroidissent, une sueur visqueuse et nauséabonde couvre le corps. Les progrès de l'asphyxie amènent la terminaison.

Cette période est accompagnée de troubles trophiques qu'il est important de citer : escarres à la région sacrée, à la région trochantérienne, qui tendent toujours à s'accroître, purpura aux jambes et aux cuisses, ecchymoses à la face dorsale des mains qui s'ulcèrent et se couvrent de croûtes noirâtres.

Pronostic.—Comme nous l'avons dit, 25 pour 100 des individus atteints ont succombé. C'est assez indiquer la gravité du pronostic ; celui-ci est sérieux non seulement en raison du danger immédiat, mais aussi à cause de la déchéance profonde imprimée à l'économie, ce qui rend les malades aptes à contracter d'autres maladies. Une épidémie de dysenterie survenue pendant les grandes chaleurs de l'été 1898 les à particulièrement éprouvés ; 9 d'entre eux ont succombé sur un nombre total de 22 décès. Ils ont donc fourni à eux seuls 40 pour 100 de la mortalité, alors qu'ils ne formaient que le sixième de la population des internés.

On pourrait croire que cette affection qui troublait si profondément l'économie des malades aurait amené dans la forme de leur folie des transformations, parfois si heureuses, apportées par certaines affections aiguës, ainsi que nous l'avons remarqué maintes fois pendant notre internat, notamment par la fièvre typhoïde chez les mélancoliques, ou bien que, comme chez les pellagreux, elle les eût fait tomber dans cette démence stupide si caractéristique. Il n'en est rien. Les mélancoliques restent des mélancoliques, les déments ne recouvrent point leurs facultés intellectuelles disparues, les persécutés demeurent avec leur délire et leurs hallucinations, les épileptiques continuent à avoir leurs crises nerveuses. En un mot, l'état mental est le même, ni amélioré, ni aggravé. La maladie évolue sans faire sentir son influence sur les facultés intellectuelles.

Anatomie pathologique. — Les lésions macroscopiques découvertes aux autopsies sont peu concluantes, si l'on fait abstraction de l'épanchement dans les séreuses. Les méninges cérébrales et spinales étaient injectées. Les circonvolutions présentent une couleur hortensia. Le cœur est rempli de caillots cruoriques. Les poumons sont congestionnés aux 2 bases. Le foie, les reins, la rate sont congestionnés.

Le microscope a décelé des lésions autrement importantes dont nous empruntons la description à la très savante étude publiée dans les *Annales de l'Institut Pasteur* par M. le Dr Chantemesse, professeur de pathologie expérimentale à la Faculté de Paris et par M. le Dr Ramond, préparateur du laboratoire de pathologie expérimentale et comparée :

...... « Nous avons pratiqué, suivant les méthodes en usage, les examens histologiques et bactériologiques. Les cultures ont été faites sur les divers milieux du laboratoire, en présence ou à l'abri de l'air. L'axe cérébro-spinal a été fixé par une solution de formol au dixième; les nerfs périphériques ont été mis dans une solution d'acide osmique au centième. Enfin, les fragments des divers viscères ont passé dans le sublimé acide, avant l'inclusion dans la paraffine.

« Les renseignements les plus importants sont fournis par l'examen du système nerveux. Les nerfs périphériques se rendant aux muscles paralysés de la jambe, le cordon cervical du grand sympathique, le tronc du pneumogastrique gauche pris au cou présentent des phénomènes de névrite ne portant pas sur tous les filets nerveux, mais sur quelques-uns plus ou moins nombreux suivant les régions que l'on examine.

« Les fibres sont atteintes à divers degrés. Dans les unes, la myéline est segmentée en boules et se colore encore par l'acide osmique ; dans les autres, les altérations sont plus profondes, la myéline est désagrégée et méconnaissable, le cylindraxe a disparu, la gaine du névrilème est vide.

« Les lésions de névrite périphérique sont donc très manifestes. Dans les muscles correspondant à ces nerfs dont la striation est normale et le volume conservé, on en distingue d'autres qui ont perdu leur striation et leur couleur habituelles. Elles sont diminuées de volume et présentent dans la gaine du sarcolemme un grand nombre de noyaux.

« La moelle montre une congestion intense de ses vaisseaux sanguins. La substance blanche des cordons est intacte dans toute son étendue. On ne constate nulle part l'existence d'une sclérose portant sur les cordons postérieurs, ni sur les cordons latéraux ; rien en un mot qui *ressemble aux lésions de la pellagre.*

« Les lésions principales se voient sur *les grandes cellules des cornes antérieures.* Nombre de ces éléments tuméfiés ont perdu leurs grains chromatophiles, présentant un noyau excentrique ; quelques-unes montrent dans leur protoplasme des vacuoles nombreuses. »

Bactériologie. — A l'aide du sang pris aseptiquement dans les veines d'un grand nombre de malades, M. le Dr Bahuand, directeur du laboratoire de bactériologie d'Angers, fit des cultures nombreuses. Nous empruntons aux *Archives médicales d'Angers* le résumé des résultats de ses recherches.

Morphologie. — « Les cultures sont formées de microcoques fort petits ; dans le sang on les trouve réunis

.deux par deux, en diplocoques. quelquefois en petits groupes assez espacés les uns des autres. »

« Dans les cultures développées dans des bouillons, la longueur des chaînettes augmente. On trouve 3, 4, rarement plus de 5 coccus. Dans les cultures, le nombre des coccus ainsi disposé est considérable. »

Coloration. — Ce micrococque se colore par les couleurs d'aniline. Il reste fortement coloré lorsqu'il est traité par la méthode de Gram.

Cultures. — Il est aérobie ou anaérobie. La meilleure température est 37°. Le développement exige de 36 à 48 heures. Il trouble uniformément le bouillon peptonisé. Les vieilles cultures laissent un dépôt au fond des tubes.

En piqûre sur gélatine, la culture apparaît au bout de 48 heures sous forme de traînée opaque dans l'épaisseur de la gelée. A la surface il se forme un disque blanc.

Sur gélose et ensemencé en stries, il produit une bande d'un blanc jaunâtre ou grisâtre, qui en vieillissant s'étend à la surface.

Sur pomme de terre il développe une bande épaisse d'un blanc jaunâtre.

Il ne coagule pas l'albumine du lait et se développe difficilement dans le sérum liquide du bœuf.

Propriétés biologiques. — M. le Dr Bahuaud a fait à des lapins et à des cobayes des inoculations de ses cultures. Les quantités respectives injectées étaient de 8 et 10 centimètres cubes. Voici les conclusions de ses expériences :

« 1° L'injection de 10 centimètres cubes à ce cobaye

fut pratiquée partie dans la cavité péritonéale, partie sous la peau du ventre.

« Ce ne fut que le douzième jour que je remarquai et fis constater par plusieurs personnes une grande paresse dans les mouvements des membres postérieurs, surtout dans la patte gauche. L'animal avait maigri, était en boule ; il succomba alors assez vite, au bout de trois jours après l'apparition de ces symptômes.

« A l'autopsie, nous constatons une hyperémie considérable des organes, poumons, foie, rate, reins, etc.

« La moelle est très ramollie, je ne puis l'extraire qu'en bouillie. Il est vrai que tous les organes semblent avoir subi une putréfaction cadavérique très rapide.

« Le sang examiné au microscope ainsi que la culture de ce sang dans du bouillon montrent le microcoque bien typique trouvé dans le sang des malades, mais en plus de ce microbe un bacille volumineux, bacille d'infection secondaire, tenant à l'état de putréfaction dans lequel j'ai signalé les différents organes.

« 2° Nous avons actuellement au laboratoire un lapin injecté il y a 3 semaines.

« Une injection de 8 centimètres cubes fut pratiquée dans la veine marginale d'une oreille, de plus, une certaine quantité de culture, 8 centimètres cubes environ, se répandit dans le tissu cellulaire de l'oreille.

« Il y eut tout d'abord une inflammation considérable de l'oreille, rougeur érysipélateuse, chaleur, tuméfaction considérable, puis ces phénomènes locaux disparurent, l'état général de l'animal en expérience se maintenant parfait pendant plus de quinze jours.

« Mais alors l'animal, qui était fort, vigoureux, maigrit considérablement, prit bientôt un aspect cachectique. Enfin, on peut remarquer quelques troubles de la motilité du côté des pattes de derrière : quand il court, il lève ses pattes en lançant une ruade très typique » (Dr Bahuaud).

De leur côté M. le Pr Chantemesse et M. le Dr Ramond se livrèrent à des recherches bactériologiques. Nous leur demandons la permission d'emprunter aux *Annales de l'Institut Pasteur* la relation de leurs très intéressantes et très importantes expériences. On verra que les résultats diffèrent de ceux obtenus par M. Bahuaud. Ils étaient d'ailleurs placés dans des conditions qui leur permettaient d'être plus précis et plus complets. Nous transcrivons fidèlement le texte des auteurs :

« Dans ces deux cadavres conservés dans la glace jusqu'à l'autopsie, l'ensemencement a permis de constater dans les organes et surtout dans le foie, la rate, le liquide céphalo-rachidien, la présence d'un même microbe, tantôt à l'état de pureté et tantôt associé à un coccus ou bien au coli-bacille comme dans les viscères du second individu.

« Ce microbe se présente sous la forme d'un bâtonnet de dimensions variables, rappelant un peu l'aspect du *proteus vulgaris* de Hauser. Dans une culture pure, à côté de bacilles courts et trapus, il s'en trouve d'autres plus longs, atteignant parfois 4 à 8 μ de longueur. Ils prennent bien les couleurs d'aniline, mais se décolorent par l'emploi de la méthode de Gram. Ensemencés sur les divers milieux, ils troublent fortement le bouillon-peptoné dès la 27° heure, ne formant qu'un mince dépôt au fond du tube et un voile presque imperceptible à la surface. L'odeur de la culture fraîche n'est pas fétide. Ils liquéfient la gélatine ; sur plaques de gélatine la colonie se présente sous une forme arrondie, sans prolongements serpigineux à la périphérie. Sur gélose inclinée, ils produisent le long de la strie d'ensemencement un large ruban gris blanchâtre, à contours polycycliques, épais et de consistance crémeuse, mais n'ayant aucune tendance à recouvrir toute la surface de cultures. Le lait est rapidement coagulé en masse, le coagulum ne se redissout pas ultérieurement ; de même, l'on observe la fermentation des milieux lactosés. Sur pommes de terre, les colonies, d'abord incolores, prennent une teinte brunâtre au bout de quelques jours. »

« A côté de ce bacille, nous avons rencontré dans le foie, chez les deux individus, un coccus, du genre streptocoque, immobile et prenant le Gram. Comme le streptocoque, il ne liquéfiait pas la gélatine, coagulait tardivement le lait, et sur gélose donnait des cultures peu volumineuses, « en grain de semoule », assez confluentes ; cependant, le bouillon était uniformément troublé, et l'inoculation de ce microbe sous la peau de l'oreille d'un lapin n'amenait point d'érysipèle. Quoique nettement pathogène pour les lapins, cobayes et souris, il n'a jamais amené d'accidents nerveux remarquables.

« Toute autre fut l'action du bacille et de la toxine soluble sécrétée par ce microbe, après 6 jours de culture dans un bouillon fabriqué par la digestion d'une rate avec la pepsine d'un estomac de porc.

« Il est à remarquer tout d'abord que ce microbe est sujet dans sa virulence et dans sa toxicité à des variations importantes. Ses germes, retirés fraîchement du corps humain, possédaient un pouvoir toxi-infectieux beaucoup plus marqué que ceux qui étaient conservés dans les milieux de culture du laboratoire.

« Lorsque ce microbe possède une grande virulence, il suffit d'en inoculer une petite quantité sous la peau de l'oreille d'un lapin. Il se développe bientôt au point d'inoculation une escarre sèche, qui amène la destruction de l'oreille par une sorte de nécrose. L'animal présente un peu de fièvre. Au bout de 7 à 8 jours, des signes de paralysie du train postérieur se dessinent, la vessie et le rectum se paralysent, une escarre apparaît sur la région fessière. Le lapin continue à se mouvoir un peu avec les membres antérieurs et à manger ; puis les signes de paralysie ascendante deviennent plus manifestes, la tête peut difficilement se soulever et l'animal succombe en 12 ou 14 jours. Le microbe se retrouve dans les viscères, on constate notamment l'existence d'une méningo-myélite dont les exsudats renferment le bacille à l'état de pureté.

« Si la dose inoculée est plus forte, l'animal succombe en 24 ou 36 heures à une septicémie.

« Dix lapins ont reçu de la toxine soluble en injections sous-cutanées, à la dose de 2 à 5 centimètres cubes, répétées une ou plusieurs fois. Cinq de ces animaux, après avoir présenté des signes de paralysie plus ou moins développée dans les membres inférieurs, ont guéri. Chez les autres, les signes de paralysie, au lieu de disparaître, se sont accentués, il s'est fait un amaigrissement considérable des muscles du train postérieur, des gouttières vertébrales de la région dorsale. L'émaciation musculaire contrastait vivement avec le bon état des membres antérieurs. La souillure des déjections tachait le train postérieur, et des escharres se développaient aux points qui subissaient des compressions. Dans deux cas, la mort est survenue avec des phénomènes de paralysie ascendante.

« L'autopsie n'a pas permis de constater trace de névrite, même dans les nerfs qui se distribuaient aux muscles atrophiés. En revanche, les lésions médullaires étaient très marquées, elles ne portaient pas sur les tractus blancs, mais à peu près exclusivement sur la substance grise.

« Il y avait une congestion très intense des capillaires et surtout un œdème, développé particulièrement dans la région de la commissure. Cet œdème rendait le tissu tellement diffluent que la région centrale de la moelle semblait creusée d'une cavité syringomyélique. Cet œdème infiltrait aussi les cornes antérieures. Les grandes cellules nerveuses présentaient des altérations très manifestes : gonflement, chromatolyse, cavités vacuolaires, et en beaucoup de points destruction complète de la cellule qui n'était qu'à peine reconnaissable.

« Les lésions réflétaient en somme, d'une manière générale mais avec plus d'intensité, l'aspèct de celles que nous avions vues dans les moelles humaines. »

Étiologie. — Ainsi que nous l'avons dit, le premier diagnostic posé fut celui de pellagre, en raison de l'érythème constaté sur les parties du corps laissées à découvert et des troubles digestifs. Mais la marche des symptômes fit bientôt abandonner ce diagnostic.

Une délégation de la Société de Médecine d'Angers conclut après examen à une polynévrite d'origine toxique. On chercha alors dans les boissons et les aliments afin d'y découvrir le poison qui causait de tels ravages.

La farine, le vin, les aliments furent étudiés, mais donnèrent des résultats négatifs. Il n'en fut pas de même de l'eau qui fit voir à l'examen microscopique une quantité innombrable de microbes de toutes sortes. Cette eau est puisée dans un bras de la Loire, à quelques centaines de mètres en aval de l'embouchure de la rivière l'Authion, laquelle charrie à la fin de l'été une eau ignoble, corrompue par le rouissage des chanvres. Nul doute que l'absorption d'une telle boisson ne soit de nature à déterminer l'éclosion d'épidémie ; mais il convient de faire remarquer que l'épidémie a éclaté avant le rouissage des chanvres, que les aliénés ont été seuls atteints et parmi ceux-ci les seuls indigents, et pourtant pensionnaires, employés, ouvriers du dehors qui travaillaient à la construction du pensionnat des hommes, consommaient la même eau.

Admettons l'influence non douteuse de ce facteur étiologique ; mais il fallait pour que le fléau se cantonnât à certaine catégorie d'aliénés que ceux-ci fussent en état de réceptivité. Ce serait peut-être le moment d'incriminer l'alimentation qui péchait sans doute par certain côté. Mais ce n'est point notre rôle et nous nous bornerons à cette simple constatation.

Traitement. — Le régime qui fut intitué par M. le D^r

Petit, médecin adjoint de l'asile, était surtout tonique : il se composait de lait, viande, œufs, quinquina. C'est à peu près celui que recommande M. le Pʳ Chantemesse. La digitale, dans les cas où l'œdème était généralisé et s'étendait aux poumons, a produit des effets très appréciables.

Le traitement prophylactique est plus important. Il consiste à éviter l'encombrement, à isoler les patients, à leur assurer tous les soins hygiéniques : aération, propreté, etc.

Il est une autre mesure sanitaire dont nous voulons parler et qui s'impose ; elle est particulière à la situation de l'asile Sainte-Gemmes. Cet établissement, très coquet, nous pourrions dire presque luxueux, est bâti sur un sous-sol formé de schiste ardoisier et situé sur le versant nord de la Loire. En amont des bâtiments se trouvent un vaste jardin et sur le haut de la colline une ferme où vivent de nombreux animaux, chevaux, vaches, porcs, etc.

Lorsque des pluies abondantes surviennent, elles entraînent tout le purin du côté de la Loire et par conséquent des bâtiments d'habitation. Il arrive alors que 3 puits, dont l'eau sert couramment à l'alimentation, contiennent à certains moments une eau trouble et de goût épouvantable. A cela rien d'étonnant si l'on considère la situation des puits et la nature du sous-sol aussi perméable qu'une éponge. Aussi, la fièvre typhoïde règne-t-elle à Sainte-Gemmes à l'état endémique, causant ou ayant causé un nombre considérable de décès parmi les malades et les employés.

On comprendra d'autant mieux le danger si nous ajoutons qu'on porte à la ferme la paille souillée par les déjections des aliénés gâteux et qui sert ensuite de litière aux animaux. Le Conseil général de Maine-et-Loire ferait, ce nous semble, œuvre utile en déplaçant la ferme et en comblant les puits. L'état sanitaire ne pourrait que beaucoup y gagner. Nous sommes certain, d'ailleurs, que M. le Dʳ Petrucci, qui a tant fait pour l'amélioration de son asile, usera de tout son pouvoir pour donner à ses malades des conditions hygiéniques encore meilleures.

*
* *

Il était curieux de voir comment les malades atteints par l'épidémie résisteraient aux maladies intercurrentes. Une épidémie de dysenterie qui a frappé 120 aliénés, hommes et femmes, et causé 22 décès, a sévi pendant l'été 1898. Comme il fallait s'y attendre, les aliénés éprouvés par l'épidémie de 1897 ont donné à la mort un fort contingent. 6 hommes et 3 femmes, préalablement affaiblis par leur longue maladie antérieure, ont été emportés par la nouvelle épidémie.

OBSERVATIONS

Nous donnons le résumé de quelques-unes des observations qui ont été prises par notre collègue et ami, M. R. Malbois et nous. Nous pourrions en ajouter un grand nombre d'autres, mais l'intérêt de cet exposé en serait peu augmenté.

OBSERVATION I

B... atteint de folie à double forme et tombé dans la démence.

15 *septembre*. — Couché depuis 8 jours pour œdème généralisé et affaiblissement musculaire.

20 *septembre*. — Période d'excitation. Ne répond pas à nos questions. L'œdème persiste. Diarrhée.

27 *septembre*. — L'excitation continue. Le malade accuse une douleur au niveau de l'épigastre.

Teinte pellagreuse de la face dorsale des mains avec desquamation. La desquamation a été précédée de petites phlyctènes. La peau est également bronzée et rugueuse au niveau du manubrium sternal, sur une espace triangulaire à sommet médian et inférieur.

La sensibilité paraît obtuse sur tout le corps.

Le malade a du hoquet. Les réflexes rotuliens sont abolis.

Paraplégie. — La marche et la station debout sont absolument impossibles. Atrophie des masses musculaires de la jambe.

Pas de diarrhée.

L'œdème des membres inférieurs a complètement disparu.

Régime. — Lait 1 litre, 2 bouillies, vin quinquina, café.

29 *septembre*. — Le malade a vomi hier soir. Les hoquets ont ce matin disparu.

1er *octobre*. — Légère amélioration des symptômes.

3 *octobre*. — Troubles trophiques : escarres au sacrum et aux grands trochanters, desquamation.

10 *octobre*. — L'affaiblissement s'accentue ; les escarres s'étendent, taches de purpura sur les cuisses.

15 *octobre*. — Pouls 112. Ecchymoses sur la face dorsale de la main droite.

18 *octobre*. — Pouls 104. Croûtes noirâtres à la place des ecchymoses. L'escarre sacrée mesure 10 centimètres sur 5. Hoquet.

21 *octobre*. — Le hoquet a cessé.

23 *octobre*. — Ulcération de la face dorsale de la main droite.

28 *octobre*. — Cicatrisation des plaques érythémateuses. Refroidissement des extrémités.

Examen ophtalmoscopique par M. Mottais. — Cataractes séniles, assez avancée à l'œil gauche, commençant à l'œil droit.

31 *octobre*. — Temp. ce matin 37°,9. Hier soir 39°,8. Pouls 114, dyspnée intense ; à chaque inspiration le creux épigastrique se déprime. Constipation opiniâtre. Lavement purgatif suivi d'affaiblissement. Pot. de Todd. État à demi-comateux.

1er *novembre*. — Temp. 39°,3 ce matin. L'affaiblissement progresse. Le malade ne peut plus remuer ni bras, ni jambes. Mucosités dans l'arrière-gorge.

29 *novembre*. — Temp. ce matin 37°,3. Ce soir 40°. Agonie.

3 *novembre*. — Temp. 38°,5. Mort.

Autopsie. — 36 heures après la mort, dictée par M. le Dr Petrucci.

Moelle. — Injection de la pie-mère. Bonne consistance de la moelle.

Encéphale. — Congestion très vive de la dure-mère ; le sang tombe par gouttelettes. Sérosité sanguinolente 100 grammes. Arachnoïde très injectée. Couleur rouge hortensia des circonvolutions encadrées par de gros vaissaux gorgés de sang le long des sillons. Suffusions sanguines nombreuses.

Injection très vive de la base du cerveau. Pas d'encéphalite. Hémisphère droit 630 grammes, gauche 635.

Cervelet, 155 grammes. Bulbe et protubérance, 40 grammes.

Cœur. — Volumineux, 395 grammes. Hypertrophie concentrique. Caillots rouges et fibrineux blancs dans le ventricule droit. Sérosité dans le péricarde.

Foie. — Congestionné, 1,720 grammes.

Reins. — Droit, cloisonné et sclérosé, 190 grammes.

Gauche, congestionné ainsi que sa capsule, 195 grammes.

Poumons. — Adhérences pleurales au sommet gauche. Emphysème surtout aux sommets. Congestion des 2 bases. Poids : poumon droit 780 grammes, gauche 1,170 grammes.

OBSERVATION II

D... (alcoolique) est souffrant depuis le mois de juillet mais ne se plaignait pas. Il éprouvait, à cette époque, dans tout le corps, une sensation de froid, et recherchait le soleil.

10 *septembre*. — Couché depuis le 3 septembre, pour œdème léger des jambes.

25 *septembre*. — L'œdème a disparu.

1er *octobre*. — Rien au cœur. La marche est difficile ; le malade fait quelques pas en se tenant à son lit.

Station debout impossible.

La peau des mains est légèrement brune.

Douleurs, à la pression, dans les muscles du mollet.

Douleurs, parfois, au niveau de l'estomac.

Les jambes rougissent dès que le malade se lève.

Pouls 60.

Régime. — Rôtis, café, poudre quinquina.

18 *octobre.* — Dynamomètre pour les deux mains 18.

22 *octobre.* — Sueurs à la face plantaire des pieds. Marche plus facilement.

Ses jambes continuent à rougir lorsque le malade se lève. Amélioration.

29 *octobre.* — Dès que le malade se frotte les jambes, il ressent des fourmillements.

Examen ophtalmoscopique. — Œil normal.

3 *novembre.* — Le malade commence à marcher. Les membres rougissent moins facilement quand le malade se lève.

7 *novembre.* — Marche seul. Les jambes continuent à rougir.

16 *novembre.* — Dans la station debout, les jambes mettent un temps plus considérable à rougir. Le malade fait le tour de la salle ; les pieds sont encore traînants.

26 *novembre.* — Les jambes ne rougissent plus dans la station debout, seuls les pieds rougissent. Les forces reviennent. N'a plus le pied de polichinelle, se plaint de douleurs dans les genoux. Pas de gonflement des jointures.

30 *novembre.* — L'amélioration continue.

OBSERVATION III

Béd... (persécuté). La maladie a débuté, vers le 15 août, par de l'œdème des jambes. Le malade n'a pas vomi, n'a pas eu de diarrhée.

Le malade est tombé en allant à la soupe, en s'affaissant progressivement.

15 *septembre.* — Débilité musculaire considérable. La marche et la station debout sont impossibles. Suppression du réflexe rotulien.

Bras en ailes de pigeon. Impossibilité d'étendre les mains et les pieds.

Les mains et la face présentent une coloration brunâtre.

A l'avant-bras, la coloration se termine au tiers inférieur.

Douleurs, à la pression, au niveau des mollets, de la partie postérieure de la cuisse et sous le pied.

Coloration brune des pieds en forme d'entraves.

Hauteur de l'estomac, 14 centimètres.

Hauteur du foie, 13 centimètres.

Hauteur de la rate, 9 centimètres.

Cœur. — Souffle à la pointe présystolique. Par instants, dédoublement du 2ᵉ bruit.

Battement des veines jugulaires externes.

Réflexe à l'accommodation diminué.

Réflexe à la lumière conservé.

Régime. — Lait 1 litre, 2 bouillies, poudre quinquina.

1ᵉʳ *octobre.* — Pouls 106. Le malade se plaint dès qu'on lui touche les jambes. Pieds tournés en dedans.

3 *octobre.* — Pouls 112.

4 *octobre.* — Pouls 104. Se plaint de douleurs dans les bras.

7 *octobre.* — Pouls 95.

9 *octobre.* — Pouls 108.

13 *octobre.* — Douleurs musculaires généralisées. Pas de réflexes plantaires.

16 *octobre.* — Trace d'albumine dans les urines.

23 *octobre.* — Dynamomètre aux 2 mains 0.

28 *octobre.* — Mange mieux. Plus de forces dans les jambes, mais amaigrissement. Le malade commence à s'asseoir seul.

Pouls 100.

31 *octobre.* — Le malade peut étendre le petit doigt et l'index de la main gauche, mais non les autres doigts. Les douleurs, à la pression, sont un peu moins vives aux avant-bras.

8 *novembre.* — Amélioration lente mais progressive.

Pouls 100. Les forces se relèvent un peu.

9 *novembre.* — Le malade fait le tour de son lit.

16 *novembre*. — Le malade continue à faire le tour de son lit.

25 *décembre*. — Les forces reviennent progressivement.

OBSERVATION IV

C... Marie.

Antécédents héréditaires. — Inconnus.

Antécédents personnels. — Entrée à l'asile, le 16 août 1864, à l'âge de 8 ans.

Diagnostic d'entrée. — *Idiotie congénitale.* — Rien à noter jusqu'en juin 1892, si ce n'est des périodes d'agitation et de calme, et de la tendance à l'érotisme.

Le 1ᵉʳ juin 1892, une note nous apprend que la malade a été traitée pour angine, et possède un goitre volumineux.

En mars 1897, nous retrouvons la malade avec les mêmes idées érotiques; elle veut se marier.

Le 2 juillet dernier, la malade nous paraît marcher difficilement; elle dit avoir des douleurs dans les hanches.

4 *septembre* 1897. — La malade est dans l'impossibilité absolue de se tenir debout, ni de faire aucun mouvement des membres, tant inférieurs que supérieurs.

Elle a vomi hier.

Selles diarrhéiques.

Douleurs en ceinture.

La malade est, parfois, dans un état léger de coma, dont on ne la tire que difficilement.

Elle tousse aussitôt qu'on la fait boire.

Pupilles dilatées.

Réflexes patellaires abolis.

Traitement. — Lait, tapioca, bicarbonate de soude 2 grammes, café.

26 *septembre* 1897. — P. 120. T. 36°,3.

Vin quinquina Malaga. Potion de Todd.

Sueurs profuses.

Cortorsions du visage exprimant la douleur.

Yeux saillants et brillants.

28 *septembre*. — P. 13o.

3o *septembre*. — P. 184.

1er *octobre*. — P. 14o. R = 4o.

3 *octobre*. — La malade est dans un état de dyspnée considérable.

Souffle à la base du poumon droit.

Râles crépitants à la base du poumon gauche.

Pas de crachats.

Gencives fuligineuses.

Respiration diaphragmatique.

P. 174.

Mort.

Autopsie. — *Thorax.* Nombreuses adhérences des poumons, principalement du poumon gauche, au sommet sur les parois latérales et au diaphragme.

Epanchement bilatéral d'un demi-litre.

La trachée est encombrée d'un liquide muco-purulent, qui sort de la bouche aussitôt qu'on extrait les poumons : congestion des 2 poumons, surtout du droit.

Cœur gras. — Caillot fibrineux de la grosseur d'un œuf de poule dans le ventricule droit. Le ventricule gauche est hypertrophié.

Pas de lésions aortiques. Poids du cœur, 43o grammes.

Foie. — 169o grammes. Congestionné. La vésicule est gorgée de liquide.

Rein. — Gauche congestionné, 19o grammes. Droit, 155 grammes. Capsule non adhérente. Diminution d'épaisseur de la substance corticale.

Cerveau. — Les méninges sont congestionnées. Les sillons sont peu profonds.

Rate : 14o grammes.

Observation V

G... Adélaïde.

Antécédents héréditaires. — Grand'mère paternelle morte d'un cancer au sein.

Grand'mère maternelle morte d'une affection utérine.

Mère morte tuberculeuse.

Père alcoolique.

Un oncle s'est suicidé.

Tante maternelle morte en prison.

Les antécédents personnels de la malade nous sont inconnus avant son entrée à l'Asile qui a lieu le 5 juin 1896.

A cette date elle présentait de la dépression mélancolique, avec idées de persécution et de transformation corporelle (elle disait avoir vécu 10 ans dans le corps d'un cochon) ; des idées mystiques venaient augmenter son délire.

Les notes médicales mentionnent, sans cesse depuis son entrée, un caractère *irritable* ; elle boude à tout propos.

Adélaïde n'a jamais été en traitement à l'infirmerie, avant le 4 septembre 1897, jour où elle accuse des vomissements persistants et se dit dans l'impossibilité de marcher.

Nous l'examinons et ne constatons aucun symptôme pathologique du côté des poumons, pas plus que du côté du cœur.

Il existe des zones hystérogènes sous le mamelon gauche et aux régions ovariennes.

La malade s'affaisse dès qu'on la met debout.

Cette paraplégie flasque, jointe à la présence des zones hystérogènes, nous fait croire tout d'abord à une manifestation hystérique.

Les courants d'induction même faibles provoquent une douleur intense qui force la malade à retirer vivement son pied.

Les réflexes patellaires et plantaires sont supprimés ; il en est de même des réflexes pharyngiens.

La malade est mise en observation et au bout de quelques

jours, nous remarquons que le pied est tourné en dedans ; le bord interne du pied est légèrement élevé (paralysie des extenseurs).

L'affaiblissement musculaire tend à se généraliser. Les vomissements qui avaient existé depuis son entrée à l'infirmerie disparaissent au fur et à mesure que les symptômes nerveux prennent de l'extension. Le *gâtisme apparaît*.

15 *octobre*. — La malade ne peut rien tenir entre ses doigts. Les trois doigts qui appartiennent à la zone du cubital sont dans l'impossibilité de s'étendre.

L'appétit reparaît. Nous remarquons qu'au moment de la déglutition, la malade est prise d'une légère toux que nous attribuons à une parésie des muscles du pharynx.

A partir du 15 octobre, aucun phénomène intéressant à noter.

31 *janvier*. — Les forces reparaissent peu à peu. Adélaïde se sert plus facilement de ses mains. Elle peut manger seule. Elle est toujours gâteuse.

1er *avril*. — La malade se lève ; elle a commencé à faire ses premiers pas il y a quelques jours. Nous remarquons un fait intéressant à noter : Adélaïde marche sur la pointe du pied : le talon ne porte pas à terre : les muscles fléchisseurs ont donc encore une action prédominante.

Par contre elle se sert convenablement de ses mains pour manger.

1er *juin*. — Aujourd'hui la marche s'effectue dans des conditions normales ; la malade est restée gâteuse.

L'état mental est invariable.

OBSERVATION VI

N... femme B...

Pas d'hérédité connue ou avouée.

2 enfants.

Entre à l'Asile le 10 mars 1887, atteinte de folie mélancolique avec hallucinations de la vue et idées terrifiantes ; elle s'est montrée violente et a frappé son mari et ses enfants.

Amélioration et essai de sortie en 1887.

Réintégrée en 1888.

Elle présente des idées moins tristes ; s'agite ; elle se croit persécutée ; elle est provocante.

En mai 1888, elle veut se laisser mourir de faim et reste deux jours sans manger, et ne travaille pas. Délire de la persécution moins vif.

Depuis cette date, on remarque chez la malade des alternatives de calme et d'agitation.

En décembre 1889. — Affection abdominale chronique ?

En juillet 1895. — Traitée pour une maladie des reins ?

Le 7 septembre. — L'albumine apparaît dans les urines.

Décembre 1895. — Disparition de l'albumine.

En janvier 1897. — Teinte subictérique.

Le 10 août 1897. — La malade, en traitement à l'infirmerie, présente une difficulté considérable à se tenir debout. Les réflexes patellaires sont abolis : les réflexes plantaires sont légèrement conservés ; la sensibilité est intacte. Pas de zones hystérogènes.

La marche est difficile.

Le signe de Romberg existe.

Rien du côté de l'œil (réflexes lumineux et réflexes de l'accommodation).

Pas de diarrhée.

24 septembre 1897. — La malade qui avait, il y a huit jours encore, des vomissements ne présente plus aucun trouble des fonctions digestives.

La marche est améliorée, la malade lance encore cependant ses pieds en avant et les frappe l'un contre l'autre ; elle chancelle quand on lui fait rapprocher les pieds l'un contre l'autre.

Réflexes patellaires supprimés.

Aucuns troubles du côté des yeux.

Traitement : Rôtis, œufs, poudre quinquina, 1 gramme, café.

4 octobre. — La malade se lève, mais marche difficilement.

19 octobre. — Les réflexes patellaires sont toujours abolis.

Réflexes plantaires conservés.

—

TROISIÈME PARTIE

LE BÉRIBÉRI PARALYTIQUE

Après avoir montré plus haut les points de contact de l'épidémie de Sainte-Gemmes avec la pseudo-pellagre de Billod, les différences notables qui les séparent, il convient d'étudier une affection avec laquelle l'épidémie de 1897 offre des liens de parenté très étroits : le béribéri. Cette analogie, nous ne sommes point le premier à la signaler, puisque MM. Chantemesse et Ramond ont intitulé leur article des *Annales de l'Institut Pasteur* : **Une épidémie de paralysie ascendante rappelant le béribéri.**

Cela est tellement vrai qu'étudier les symptômes du béribéri, c'est en quelque sorte renouveler la description de la maladie de Sainte-Gemmes.

D'après Scheube, le béribéri revêt quatre formes principales : forme aiguë pernicieuse, forme atrophique, forme hydropique ou forme hydro-atrophique et forme légère. Cette simple énumération nous permet dès maintenant de faire toucher du doigt la ressemblance, grande, du béribéri avec l'épidémie de paralysie ascendante de l'asile de Maine-et-Loire, surtout si l'on a soin de remarquer que dans le béribéri, comme dans l'affection de Sainte-Gemmes, la forme atrophique, caractérisée par des troubles sensitivo-moteurs sans hydropisie aucune, est excessivement rare, d'après l'aveu de tous les auteurs.

Nous passerons en revue les différentes formes du béribéri, mais nous adopterons pour la commandité de la description de la division de Corre et de Ghazarrozian : forme foudroyante, forme aiguë ou subaiguë et forme chronique, tout en faisant remarquer que cette dernière a évolué d'une façon beaucoup plus rapide à Sainte-Gemmes que dans les contrées où se rencontre le béribéri.

Forme foudroyante. — Le béribéri foudroyant est très rare. Il survient sans manifestations hydropiques, ou avec des manifestations hydropiques légères. Les malades se plaignent de symptômes en apparence insignifiants : accélération du pouls et du rythme pulmonaire, constriction épigastrique, sensation de feu intérieur ; puis ils sont pris de syncope et meurent.

Nous serions tenté d'assimiler complètement cette forme du béribéri avec la façon dont s'est conduite l'épidémie de Sainte-Gemmes vis-à-vis d'un certain nombre d'épileptiques, qu'on trouvait morts le matin dans leur lit ou qui tombaient foudroyés en se promenant, si chez eux nous n'avions toujours rencontré des œdèmes plus ou moins développés, si, surtout, ils n'offraient une ressemblance plus frappante encore avec la forme suivante.

Forme aiguë. — Cette forme présente une ressemblance frappante avec l'épidémie de Sainte-Gemmes, telle qu'elle a évolué dans un grand nombre de cas. Pour être plus précis, citons les auteurs :

« Le malade, au milieu de ses occupations (un aliéné de Sainte-Gemmes s'est senti défaillir et est tombé en revenant de chercher à la cuisine un bidon de soupe) ou bien après quelques jours de malaise, est pris d'un sentiment pénible de fourmillements, de picotements dans les jambes, il éprouve un *affaiblissement général* ; le moindre travail musculaire, une marche si légère qu'elle soit le fatiguent ; en même temps que de cette parésie musculaire et de cette paresthésie, le malade *s'aperçoit que le tissu cellulaire péri-malléolaire est le siège d'une tuméfaction œdémateuse*; quelques heures encore et tout l'organisme est envahi de cet œdème, débutant par les membres et montant jusqu'au cou, la face et atteignant quelquefois la langue. »

A Sainte-Gemmes, l'œdème a toujours mis plusieurs jours à se généraliser et n'a jamais été observé à la langue.

« L'anasarque acquiert un plus grand développement, la dyspnée s'établit et prend en peu de temps une intensité inquiétante. Le tableau clinique est alors celui de l'asphyxie ou celui de l'asystolie aiguë. »

« Le malade éprouve une sensation pénible de pesanteur et de constriction, des vomissements surviennent, l'urine devient rare, foncée ; la face pâle et bouffie ; le pouls plein devient fréquent, oscillant entre 120 et 140 pulsations » (Ghazarossian).

Remarquons combien ce tableau est ressemblant avec

la description que nous avons faite de l'affection de Sainte-Gemmes.

Chez un grand nombre, l'auscultation dénote de l'œdème pulmonaire, quelques souffles cardio-vasculaires, comme à Sainte-Gemmes ; on note aussi des épanchements pleuraux et péricardiques qui ont été maintes fois constatés dans les autopsies de l'épidémie de 1897.

A la dyspnée, dont nous avons parlé, s'ajoutent des palpitations, des spasmes musculaires ; l'asphyxie fait des progrès : la mort peut survenir au milieu d'accès épileptiformes ou dans une syncope.

N'ont-ils pas succombé à une série d'accès *épileptiformes* les épileptiques qu'on a trouvés morts dans leur lit, la bouche pleine d'écume ? en tout cas la syncope a a été chez eux observée.

Mais la terminaison de cette forme de béribéri n'est pas toujours fatale. Au bout de quelques semaines les œdèmes et les épanchements disparaissent, la force musculaire revient progressivement et la guérison se produit.

C'est bien encore ainsi que cela s'est passé dans un nombre respectable de cas à l'asile de Maine-et-Loire.

Forme chronique. — C'est la plus commune, celle aussi qui nous permettra de faire le plus grand nombre de rapprochements avec la maladie de Sainte-Gemmes.

Comme dans la forme aiguë, le béribéri chronique est caractérisé par des hydropisies, des troubles digestifs, moteurs et sensitifs. Elle se termine fréquemment par la guérison, mais les retours offensifs sont fréquents.

Les œdèmes du tissu cellulaire et les épanchements

dans les séreuses abdominales et thoraciques sont les symptômes du début. Ils revêtent les caractères que nous avons énumérés plus haut, nous n'y reviendrons pas. Ils se retrouvent dans l'épidémie de Sainte-Gemmes.

Les troubles sensitifs se manifestent par une sensation de serrement au niveau des muscles des mollets, de la douleur très vive aux jambes, aux articulations. Les malades ressentent également des douleurs en ceinture. Comme le lecteur a pu s'en apercevoir, tous ces symptômes nous les avons notés dans l'épidémie de Sainte-Gemmes.

Les phénomènes sensitifs s'accompagnent de troubles moteurs. Ceux-ci débutent par un affaiblissement musculaire qui ne tarde pas à se transformer en paralysie, et celle-ci atteint surtout les muscles extérieurs. Le malade marche en steepant. Son pied prend l'attitude du varus équin. La paralysie gagne les muscles de la jambe, de la cuisse et des membres supérieurs. Elle n'épargne pas toujours les muscles du tronc surtout dans les cas graves. La paralysie est flasque, les réflexes tendineux et cutanés sont conservés au début, mais ne tardent pas à disparaître.

On observe parfois des contractures qui sont ordinairement passagères et limitées aux fléchisseurs du membre inférieur. L'atrophie vient bientôt frapper les muscles atteints de paralysie. Elle est notée dans toutes les observations récemment publiées par MM. Proust, Bollet, Roger et Destrac.

Les muscles qui reçoivent leur innervation des nerfs crâniens sont parfois, mais exceptionnellement, atteints d'atrophie.

Cette marche de la paralysie et de l'atrophie musculaire peut s'arrêter et le malade revenir insensiblement à la guérison ; mais parfois elle fait des progrès et les malades succombent au milieu d'accidents d'origine bulbaire.

On note dans l'état électrique des muscles et des nerfs les réactions de dégénérescence.

La percussion de la région précordiale dénote de la matité surtout dans le cas d'hydropéricarde. L'auscultation y fait prévoir des souffles systoliques très doux, surtout à la base. Le pouls est petit, dépressible et bat de 80 à 140 fois à la minute.

L'examen du sang démontre la diminution du nombre des globules rouges qui tombe au-dessous de 3 milions par millimètre cube.

Le coefficient toxique de l'urine est abaissé ainsi que la quantité d'urée ; les combustions sont évidemment très ralenties.

L'examen ophtalmoscopique a décelé l'existence de névrite double des nerfs optiques chez des malades atteints d'amaurose.

La forme que nous venons d'examiner sommairement a le plus souvent une marche lentement progressive. Les troubles moteurs et atrophiques mettent plusieurs mois à atteindre leur maximum. Ordinairement, l'atrophie et la paralysie cèdent peu à peu et le béribérique s'achemine vers la guérison qui est souvent retardée par des récidives.

Dans les cas malheureux, le malade tombe dans le marasme et s'éteint dans une cachexie profonde.

Comme on le voit dans le tableau ci-dessus, rapidement esquissé, il n'est pas ou presque pas un trait qui ne puisse s'appliquer à celui que nous avons tracé de l'épidémie de Sainte-Gemmes : œdèmes, troubles sensitifs et moteurs, atrophie musculaire, troubles cardio-vasculaires, abolition des réflexes : l'analogie ne peut guère être plus complète.

Voyons maintenant ce que nous dit l'anatomie pathologique, nous serons aussi bref que possible.

Thorax. — Épanchement d'un liquide citrin plus ou moins abondant dans les cavités pleurales et péricordiaque sans inflammation des séreuses.

Hyperémie des muqueuses trachéo-bronchiques ; capillaires du poumon gorgés de sang, souvent dilatés et anévrismoïdes.

Cœur. — Myocarde flasque présentant une couleur pâle. Hypertrophie cardiaque plus prononcée au cœur droit qui est rempli de caillots jaunâtres et consistants. Cœur gauche vide ou contenant de petits caillots noirs et friables.

Tissu musculaire du cœur friable comme dans la dégénérescence vitreuse.

Abdomen. — Liquide citrin dans la cavité péritonéale variant de 3oo à 1ooo grammes.

Congestion et œdème des muqueuses de l'estomac et de l'intestin.

Hypertrophie du foie, de la rate et des reins, qui subissent la dégénérescence granuleuse, puis l'atrophie.

Muscles. — Couleur normale dans les cas récents. Dans les cas chroniques, dégénérescence graisseuse.

Cerveau. — Congestion des méninges cérébro-spinales, quelques petits foyers d'hémorragie cérébrale.

Moelle épinière. — Ecchymoses à l'émergence des nerfs rachidiens, pacchyméningite cervicale. D'après Baelz il existerait une prolifération du revêtement épithélial du canal épendymaire et une altération des cellules des cornes antérieures avec sclérose des petits vaisseaux.

Nerfs périphériques. — Baelz et Sheube ont décrit les lésions suivantes : dégénérescence wallérienne des nerfs avec multiplication des noyaux dans la gaine de Schwann. — Accumulation des leucocytes entre les faisceaux de la névroglie et dans les parois des capillaires. « Dans les cas chroniques on a noté une altération spéciale de la névroglie qui devient comme gélatineuse et très abondante surtout autour des vaisseaux qui parcourent les nerfs » (1).

Ces altérations siègent aux nerfs des membres, au sympathique, au pneumo-gastrique. Baelz signale l'atrophie du trijumeau, du glosso-pharyngien et du phrénique.

Pour la comparaison des lésions trouvées dans le béribéri avec celles si bien décrites par MM. Chantemesse et Ramond nous renvoyons le lecteur aux citations que nous avons faites dans le chapitre précédent.

Étiologie. — D'après certains auteurs, le béribéri aurait pour cause une alimentation insuffisante en quantité et en qualité.

Pour d'autres ce ne serait pas une entité morbide. Il

____

(1) GHAZARROSSIAU. *Thèse*, Paris, 1897.

ne serait pour Schulte autre que l'anémic pernicieuse, Feris l'assimile au myxœdème. Le béribéri serait d'après divers auteurs identique au scorbut, au typhus exanthématique. Gil croit que c'est une cachexie produite par l'ankylostome duodénal, etc., etc.

D'autres enfin admettent que c'est une maladie infectieuse produite par un microbe spécifique. Des inoculations faites aux animaux auraient produit chez eux un ensemble de symptômes rappelant le béribéri paralytique. Lacerda a trouvé un bacille très allongé ressemblant à la bactérie charboneuse ou au bacillus anthracis.

Bornelsem et Segen ont également trouvé un bacille ressemblant à celui du charbon. — Ogata aurait vu le même microbe.

Enfin Rebourgeau a trouvé dans la région lombaire de la moelle épinière un micrococoque.

De tout cela nous ne saurions conclure ; mais il n'est pas téméraire d'admettre que le béribéri est une maladie infectieuse produite par un microbe probablement spécifique. Mais il est d'autre part absolument indiscutable que le béribéri sévit surtout chez des gens prédisposés, qu'un affaiblissement antérieur ou une alimentation insuffisante a placés dans des conditions de receptivité.

Nous n'avons pas dit autre chose des conditions étiologiques de l'épidémie de Sainte-Gemmes.

* *
*

Bien d'autres maladies ont des symptômes communs avec l'épidémie de Sainte-Gemmes ; nous les passerons très rapidement en revue ; mais aucune ne s'en rapproche, à beaucoup près, autant que le béribéri.

L'*acrodynie*, connue par les épidémies de 1828 à Paris et de 1846 en Belgique, nous offre des troubles cutanés, digestifs, nerveux et circulatoires analogues à ceux de l'épidémie de Sainte-Gemmes. Mais l'érythème siège à la plante des pieds et à la paume des mains, gagne les membres et se généralise parfois. Il est en outre beaucoup plus douloureux et accompagné de fourmillements, d'engourdissements et de crampes. L'œdème se localise de préférence à la face, il est parfois assez dur pour ne pas conserver l'empreinte du doigt. Les troubles digestifs, qui sont, comme dans l'épidémie de Sainte-Gemmes, les premiers symptômes, se manifestent surtout par de la diarrhée. Lorsque la maladie est plus avancée, l'anesthésie fait place à l'hyperesthésie. L'élément spasmodique fait place à l'affaiblissement musculaire et même à la paralysie.

Le *scorbut* a également quelques points de contact avec l'épidémie de Sainte-Gemmes ; il s'en rapproche par les troubles digestifs, l'érythème, l'affaiblissement des forces, les douleurs articulaires et musculaires, l'œdème dur, mais il s'en éloigne par les lésions buccales, l'éruption pétéchiale, les épanchements sanguins et la marche générale de la maladie.

Le *tabes dorsalis*, l'*atrophie musculaire progressive*, le *typhus exanthématique*, les *intoxications, alcoolique, saturnine, hydrargyrique, arsenicale* offrent certains rapports avec la maladie de Sainte-Gemmes. Mais elles en diffèrent tellement dans leur ensemble que nous nous contenterons de les signaler.

CONCLUSIONS

De ce qu'on vient de lire nous nous croyons autorisé
à tirer les conclusions suivantes :

La maladie de Billod et l'épidémie de Sainte-Gemmes
ont des traits nombreux de ressemblance ; mais les éléments nous manquent pour les assimiler complètement
l'une à l'autre.

L'épidémie de Sainte-Gemmes « ressemble étroitement
par ses symptômes et son anatomie pathologique au béribéri de l'Extrême-Orient et à la maladie dite béribéri
observée dans les asiles d'aliénés de Dublin (Irlande) et
de Tusculoosa (États-Unis) en 1895 et 1896 » (Chantemesse et Ramond).

BIBLIOGRAPHIE

E. Billod. — Traité de la pellagre, d'après des observations recueillies en Italie et en France, suivi d'une enquête dans les asiles d'aliénés. Deuxième tirage avec additions, 1870.

— D'une endémie de pellagre observée dans les asiles d'Ille-et-Vilaine et de Maine-et-Loire (Communication à l'*Académie des sciences*, 1855).

— Publications du même auteur dans les *Archives générales de médecine* et les *Annales médico-psychologiques* (1858, 1859, 1860, 1862, 1863).

Th. Roussel. — Traité de la pellagre et des pseudo-pellagres (1866).

Petrucci. — Épidémie de myélite infectieuse à l'asile de Sainte-Gemmes-sur-Loire. *Archives médicales d'Angers* (nᵒˢ 8 et 9), 1898.

Bahuaud. — Compte rendu du laboratoire de bactériologie, intercalé dans l'étude de M. Petrucci. *Archives médicales d'Angers*, nᵒ 9, 1898.

Chantemesse et Ramond. — Une épidémie de paralysie ascendante chez les aliénés rappelant le béribéri. *Annales de l'Institut Pasteur* (septembre 1898).

Cullerre. — Traité pratique des maladies mentales, 1890.

Ghazarrossian. — Du béribéri à forme paralytique. *Thèse*, Paris, 1897.

Poussié. — Étude sur la pellagre, *Thèse*, Paris, 1881.

Dieulafoy. — Manuel de pathologie interne.

Tollemer. — Scorbut, in Traité de médecine.

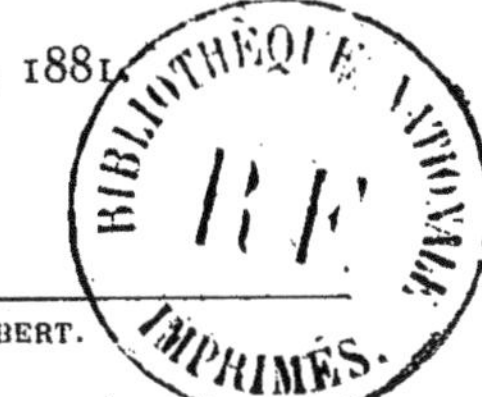

CHARTRES. — IMPRIMERIE DURAND, RUE FULBERT.